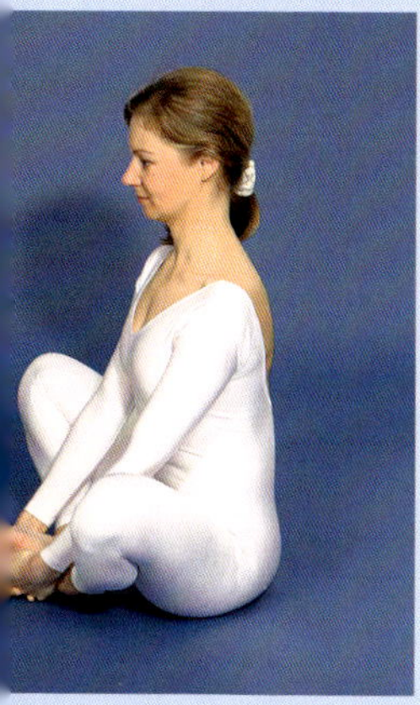

3. Test

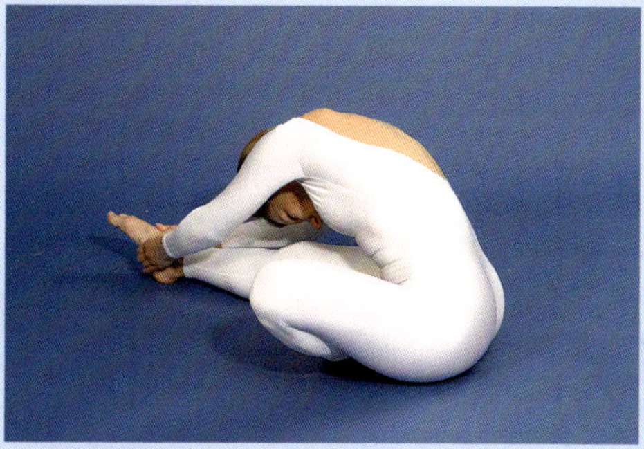

4. Test

uf einen Blick

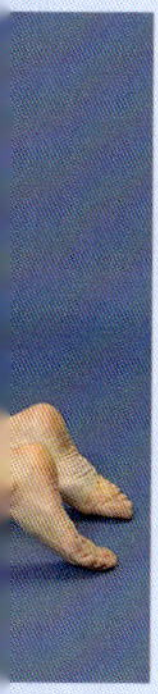

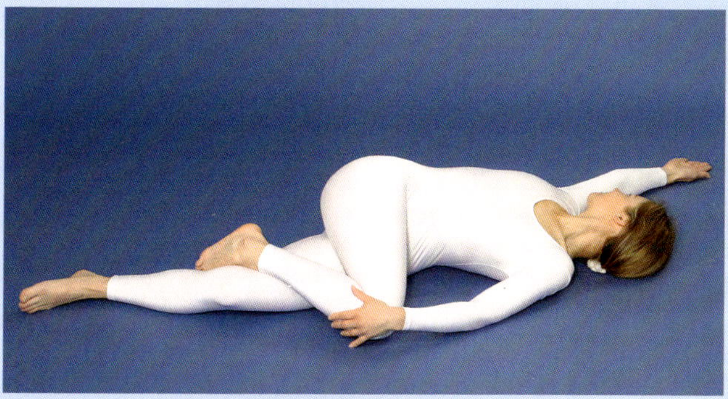

7. Test

Inka Jochum

Mehr **Beweglich**keit

Inka Jochum

Mehr **Beweglich**keit

Das persönliche Aufbauprogramm
für Muskeln, Sehnen und Gelenke

nymphenburger

Dieses Buch widme ich in großer Dankbarkeit meinem Atemlehrer Dr. Ludwig Schmitt und meinem Psychotonik-Eutonie-Lehrer Prof. Volkmar Glaser und seiner Frau Ute.

Mehr Informationen zur Autorin
finden Sie unter www.inka-jochum.de
und zum Verlag unter www.nymphenburger-verlag.de

Redaktionelle Mitarbeit: Sabine Jaenicke
Umschlag: Wolfgang Heinzel
Fotos: Studio Roucka, München
Fotomodell: Dipl. Sportwiss. Univ. Ivica Staudacher
Satz: Walter Typografie & Grafik GmbH, Würzburg
Gesetzt aus 10/14 Optima
Druck und Binden: Offizin Andersen Nexö, Leipzig
Printed in Germany
ISBN 3-485-01090-1
Ab 1. Januar 2007:
ISBN 978-3-485-01090-0

Inhalt

Einführung

Bewegung ist Leben. Und Beweglichkeit ist die Voraussetzung für eine harmonische Bewegung.
Nach meiner langjährigen Erfahrung als Körpertherapeutin kann ich verstehen, dass es für viele von Ihnen schwer ist, den Weg von der Couch auf den Boden zum Üben zu finden. Ich weiß jedoch auch, dass es sich lohnt. Wer sich gerade in den ersten Übungswochen immer wieder überwindet, wird durch Freude und positive Lebenseinstellung belohnt. Auch wenn Ihre Beweglichkeit äußerst eingeschränkt ist und Sie sich als besonders unflexibel betrachten, üben Sie unverzagt, am besten heiter und lächelnd, und Sie werden erstaunt sein, wie sich Ihre Vitalität steigert.
Es geht nicht darum, wie flexibel und gelenkig Sie sind, sondern darum, wie weit Sie sich in der Übung verbessern. Und diese Verbesserung wird Ihnen Mut machen, täglich zu üben. Schmerzen und Steifheit in Muskeln und Gelenken verschwinden und die freie, harmonische Beweglichkeit kehrt zurück. In dem Augenblick, in dem Sie mit den Übungen anfangen, pflanzen Sie den Keim für eine gesunde und positive Lebenseinstellung. Durch Flexibilität mehr Energie und Lebensfreude!

Jeder kann beweglicher werden

Bewegung setzt voraus, dass unsere Muskeln und Bänder ihre optimale Länge und Elastizität besitzen. Beides ist notwendig für eine uneingeschränkte Beweglichkeit unserer Gelenke, für eine freie, unbeschwerte Haltung und eine natürliche Fortbewegung. Mangelnde Bewegung, psychische und physische Belastungen führen dazu, dass die Muskeln unelastisch werden und bestimmte Körperhaltungen äußerst unangenehm sind, schmerzhaft werden oder gar nicht mehr durchgeführt werden können. Beweglichkeit ist die motorische Fähigkeit, Bewegungen mit dem optimalen Spielraum der Gelenke auszuführen bzw. entsprechende Haltepositionen einzunehmen.

Beweglichkeit ist Gelenkigkeit und Dehnfähigkeit in einem und eine gut durchblutete Muskulatur ist die Voraussetzung dafür. Die elastischen Eigenschaften von Muskeln, Sehnen und Bändern sowie die erforderliche Kraft und die inter- und intramuskuläre Koordination ergeben eine harmonische Beweglichkeit. Sie gehört zu den motorischen Grundeigenschaften.

Bereits nach drei Wochen beweglicher

In diesem Buch stelle ich Ihnen sieben Testübungen für Beweglichkeit vor. Es sind Übungen aus der Bewegungstherapie, aus dem Yoga und der Eutonie, die ich in meinen Kursen viele Jahre getestet habe und mit denen man bereits nach drei Wochen eine weitaus verbesserte Beweglichkeit erfahren kann. Eutonie ist ein westlicher Weg zur Erfahrung der körperlich-geistigen Einheit des Menschen. Gerda Alexander aus Kopenhagen und Prof. Dr. Volkmar Glaser aus

Dresden gelten als die Pioniere in diesem Bereich. Die allgemeinen Körperfunktionen wie Atmung, Kreislauf, Psyche, Konzentration, Wahrnehmung, Körperbewusstein und Entspannung werden durch tägliches, sanftes Üben angeregt und verbessert.

Ihr Körper gibt Ihnen Signale über Ihre Befindlichkeit

Das Übungsprogramm wird vielleicht für Sie zur Entdeckung eines fremden Landes. Plötzlich nehmen Sie Ihren ganzen Körper neu wahr. Ihre Füße, Ihr Bauch, Ihr Rumpf, Ihre Arme geben Ihnen beim Üben eine genaue Rückmeldung über Ihre momentane Befindlichkeit. Sie nehmen vielleicht wahr, dass Ihr Knie schmerzt, Ihre Oberschenkelmuskulatur zu kurz erscheint und Ihr Rumpf sich verkrampft anfühlt.

Durch die speziellen Tests können Sie feststellen, wo genau Sie sich befinden und wohin Sie sich verändern können. Es geschieht erfahrungsgemäß in drei Schritten:

1. Erkennen der eigenen Beweglichkeitsgrenze
2. Arbeiten mit der Grenze
3. Verändern der Grenze

Durch intensives Üben wird der Muskeltonus (Spannungszustand) harmonisiert, die Atmung vertieft, die Blut- und Lymphzirkulation sowie die gesamten Stoffwechselvorgänge angeregt. Dadurch können Ablagerungen in Muskeln und Bändern reduziert werden.

Auch auf geistiger Ebene findet Veränderung statt

Doch nicht nur auf körperlicher, sondern auch auf geistiger Ebene findet Veränderung statt. Sie werden beim Üben feststellen, dass das Wahrnehmen Ihrer Grenzen mit Emotionen verbunden ist. Durch das intensive Hineinspüren werden Sie sich Ihrer inneren Mitte bewusst. Durch die verstärkte Aufmerksamkeit in diesen Bereichen verändern sich auch Ihre gefühlsmäßigen Wahrnehmungen. Sie stellen dadurch automatisch ein Gleichgewicht her. Wenn die Gedanken langsamer werden, entsteht innere Harmonie. Ein Gefühl der Befreiung und inneren Sicherheit steigt auf.

Der Einsatz Ihres Atems spielt eine sehr wichtige Rolle. Der Atem wird zu einer Quelle unerschöpflicher Vitalität. Sobald wir gelernt haben, mit der Energie des Atems in Berührung zu treten, trägt er uns leicht durch den ganzen Tag.

Meiner Ansicht genügt es nicht, nur die Gelenkigkeit und Dehnfähigkeit zu trainieren, sondern immer auch die bewussten und unbewussten Aspekte mit einzubeziehen. Sicher kennen Sie Menschen mit hochgezogenen Schultern. Dies ist nicht nur ein Haltungsfehler, sondern weist vielleicht auf immer wieder auftretende Ängste hin. Hier spiegelt sich die Verbundenheit von Körper, Geist und Seele wider. Nicht nur die Übungen selbst sind deshalb von immenser Bedeutung, sondern auch wie ich mich diesen Übungen annähere. Die richtige Ausübung von Bewegung erfordert deshalb auch immer die Synchronisation mit dem Atem. Der Atem ist das einzige Transportmittel, mit dem man bewusst arbeiten kann, um eine verbesserte Dehnfähigkeit und Gelenkigkeit herbeizuführen.

Eine klare Vorstellungskraft unterstützt den Prozess

Ebenso ist die Vorstellungskraft eine Erleichterung bei der Durchführung der Dehnübungen, da durch eine klare Vorstellung der auszuführenden Bewegung die dazu erforderliche Muskulatur bereits vorher mehr durchblutet wird.

Darin liegt auch der Erfolg dieser speziellen Übungen.

Sie bewirken ein Gefühl von Entspannung auf drei Ebenen: der physischen, der geistig-emotionalen Ebene und der energetischen oder spirituellen Ebene.

Das Beweglichkeitsprogramm beginnt deshalb mit der Erfahrung der Zusammengehörigkeit von Atmungsansatz und Bewegungsansatz. Danach wird die Dehnfähigkeit der Muskulatur von den Zehen bis zu den Schultern getestet und die Übungen für mehr Gelenkigkeit erklärt. Ein paar einfache Tipps, die Sie in Ihren Alltag einbauen können, unterstützen diesen Prozess. Ein Mantra am Ende dieses Buches soll Sie mit Klarheit und Zuversicht begleiten. Ich wünsche Ihnen Licht und Freude für diesen Weg.

Der Atem als Basis der Beweglichkeit

„Im Atemholen sind zweierlei Gnaden:
Die Luft einziehen, sich ihrer entladen;
jenes bedrängt, dieses erfrischt;
so wunderlich ist das Leben gemischt.
Du, danke Gott, wenn er dich presst,
und dank' ihm, wenn er dich wieder entlässt."
GOETHE

Wenn Bewegung und Atmung synchron sind, kommt es zu keinen Verspannungen. Auch die Energie bleibt erhalten und wird vermehrt. Jeder denkt: „Na, atmen, das kann ich. Ohne Luft kann ich ja nicht leben." Und trotzdem ergeben genaue Beobachtungen, dass kaum jemand ein frei schwingendes Zwerchfell besitzt.

Der Atem ist der Träger der Bewegung

Wenn Sie nun meinen, Sie wollen nur beweglicher werden, ist es umso notweniger, dass Sie sich Ihres Atemrhythmus bewusst werden. Denn der Atem ist der Träger jeglicher gesunden Bewegung.

Beobachten Sie sich doch einmal: In welcher Situation halten Sie die Luft an? Wie oft am Tag unterbrechen Sie Ihren Atem-

rhythmus? Wie oft atmen Sie nur ganz kurz, höchstens bis zu Ihrer Taille?
Mit diesen Erfahrungen sind Sie keineswegs allein, denn fast siebzig Prozent der Menschen atmen genau so, wie oben beschrieben. Man geht davon aus, dass man als Baby und im Schlaf richtig atmet.

Im Einklang mit sich selbst und der Umwelt

Richtig atmen heißt, sich im Einklang mit sich selbst und der Umwelt zu befinden. Einer von vielen möglichen Wegen der Atemerfahrung ist der über Ihre drei Atemräume, die ich Ihnen im Folgenden vorstelle und die ich Sie bitte, so häufig wie möglich zu üben – vielleicht beim Aufwachen morgens im Bett oder abends vor dem Einschlafen. Auch tagsüber gibt es viele Möglichkeiten, sich seiner Atemräume immer wieder bewusst zu werden.

Nehmen Sie sich eine Decke und legen Sie sich auf den Rücken. Spüren Sie von Kopf bis Fuß, wie Ihr gesamter Körper auf dem Boden aufliegt.
Spüren Sie ebenso, welche Teile der Wirbelsäule nicht auf dem Boden aufliegen.

- Beginnen Sie Ihre Körpermeditation bei den Füßen.
- Beide Fersen berühren den Boden.
- Beide Waden berühren den Boden.
- Beide Oberschenkel berühren den Boden.

- Beide Gesäßmuskeln berühren den Boden.
- Das Becken mit Lendenwirbelsäule möchte den Boden berühren. Versuchen Sie, besonders im Gebiet der Lendenwirbelsäule und im Becken zu entspannen, d.h. sich dem Boden anzunähern.
- Der Brustraum berührt den Boden. Entspannen Sie den Raum zwischen erster und zweiter Rippe.
- Beide Arme, über Schulter, Ellbogen, Handgelenke, Finger berühren den Boden.
- Die beiden Hinterhauptsbeine, der Hinterkopf berührt den Boden.
- Atmen Sie langsam und ruhig, also nur durch die Nase, ein und aus. Versuchen Sie am Anfang mit einem extra langen Ausatem zu beginnen, der sich bis zu einem Seufzer ausweiten kann. Auch Gähnen ist erlaubt.

Atemräume

Stellen Sie nun beide Füße so nah wie möglich an Ihr Gesäß. Die Knie sind hüftbreit auseinander. Es entsteht ein rechter Winkel. Dabei liegt auch Ihre Lendenwirbelsäule gut auf dem Boden auf. Nehmen Sie sich viel Ruhe und Zeit.

Legen Sie beide Hände auf den Unterbauch und versuchen Sie, sich Ihres unteren Atemraums bewusst zu werden.

Unterer Atemraum

- Richten Sie Ihre gesamte Aufmerksamkeit in den unteren Beckenraum.
- Nehmen Sie wahr, wie Ihre Atemdruckwelle im unteren Beckenraum kreist.
- Legen Sie Ihre Hände auf den Unterbauch. Während des Einatmens hebt sich die untere Bauchdecke bis über die Leiste hinaus spürbar. Während des Ausatmens senkt sie sich. Stellen Sie sich bei jedem Atemzug vor, wie ein Ballon sich langsam mit Luft auffüllt und ausdehnt und ebenso langsam bzw. noch langsamer wieder zurückgeht.
- Atmen Sie mindestens sechs bis neun Mal tief, ruhig und gelöst durch die Nase ein und aus.

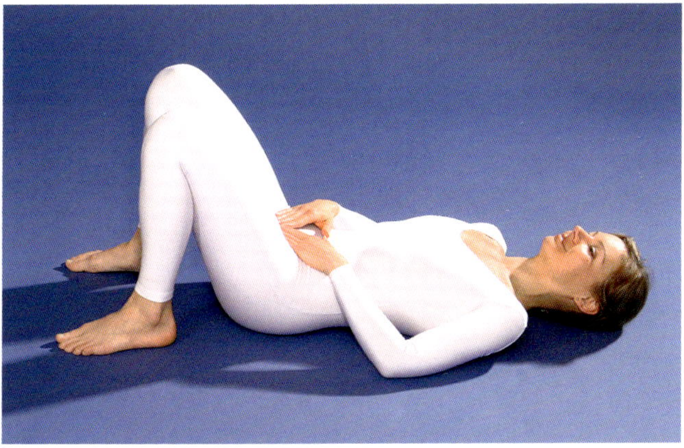

Mittlerer Atemraum

- Legen Sie beide Hände seitlich an Ihre Rippen und spüren Sie, wie auch hier sich beim Einatmen der Brustkorb ausweitet und dehnt und bei Ausatmen nach unten sinkt. Stellen Sie sich vor, wie der Ballon aus dem unteren Beckenraum aufsteigt, sich beim Einatmen ausbreitet und beim Ausatmen wieder zurückgeht.

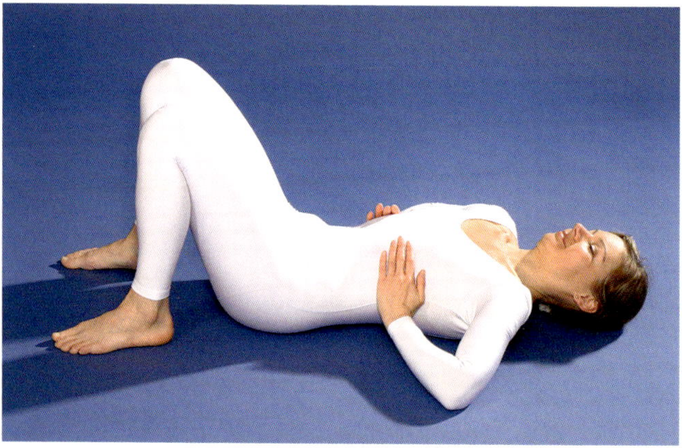

Oberer Atemraum

- Legen Sie Ihre Fingerkuppen auf das Schlüsselbein und erfahren Sie, wie sich mit jedem Atemzug Ihre Atemdruckwelle vom Beckenboden bis zum Schlüsselbein ausbreitet. Der Ballon steigt nun vom unteren Beckenraum über den mittleren Atemraum bis nach oben. Durch das Einatmen werden die Schlüsselbeine leicht angehoben und beim Ausatmen sinken sie.
- Der gesamte Oberkörper ist in einer rhythmischen Bewegung des Ein- und Ausatmens.
- Werden Sie sich anfangs immer mehr Ihrer drei Atemräume bewusst und lassen Sie die Räume immer mehr in einen großen Raum verschmelzen.

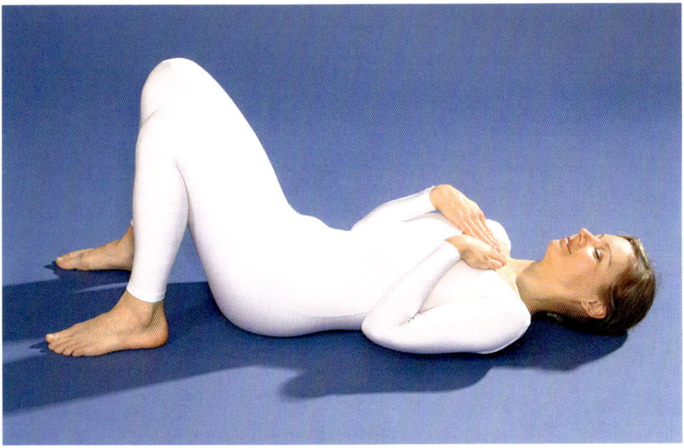

Atmung und Bewegung

Durch die nun folgende Atemübung lernen Sie, Atmung und Bewegung bewusst zu synchronisieren. Dadurch fällt es Ihnen leichter, die dann folgenden Beweglichkeitstests durchzuführen. Ihre Wahrnehmung wird geschult durch das Beobachten des Atems.

- Sie liegen auf dem Rücken.
- Legen Sie beide Hände auf den Unterbauch, Daumen in Höhe des Nabels, Handfläche unterhalb (Schambein, Leiste).
- Achten Sie auf ein rhythmisches und ruhiges Ein- und Ausatmen.
- Nach mehreren Atemzügen heben Sie bei Beginn Ihres Einatmens beide Hände und Unterarme leicht an und senken sie wieder.
- Bleiben Sie ganz in Verbindung mit dem Rhythmus Ihres Ein- und Ausatems.

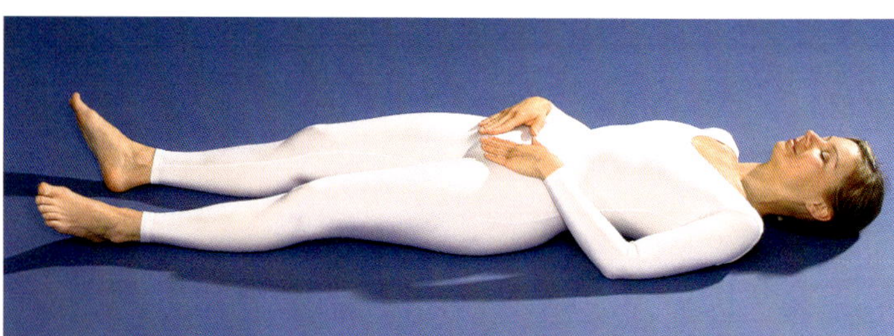

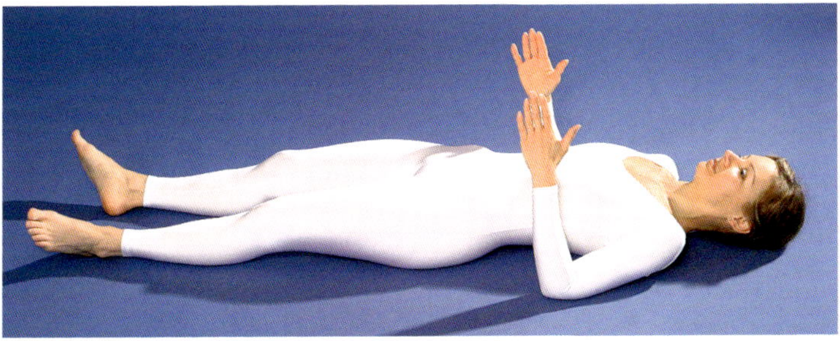

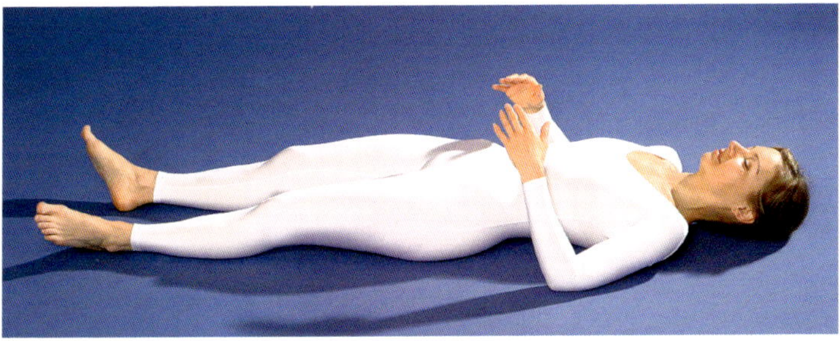

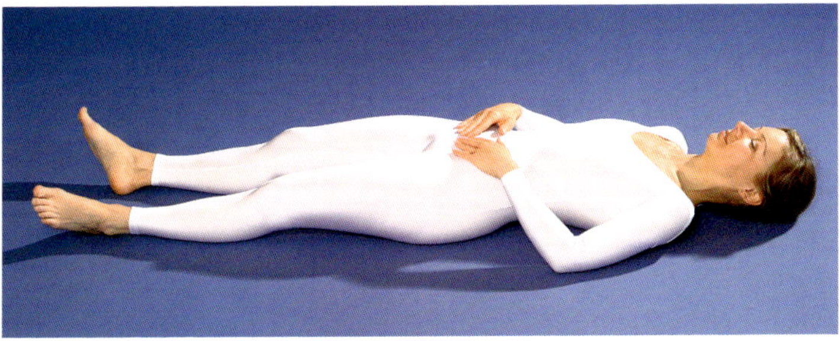

Es erfordert Ihre ganze Konzentration, dass Sie nicht in eine Art Unterarmgymnastik verfallen, sondern bei der Atem-Bewusstseins-Schulung bleiben – ganz verbunden mit Ihrem eigenen Atemrhythmus. Korrigieren Sie sich immer wieder liebevoll und versuchen Sie, so genau wie möglich mit Beginn Ihres Einatmens die Hände anzuheben und bei Beginn Ihres Ausatmens wieder zu senken.

Atmungsansatz = Bewegungsansatz
Bewegungsansatz = Atmungsansatz

Wiederholen Sie dies mehrere Male.

- Heben Sie dann Ihre gesamten Arme gestreckt dem Himmel entgegen. Die Fingerkuppen zeigen zum Himmel, die Handrücken nach hinten, die Handinnenflächen nach vorn.
- Mit Beginn des Ausatmens legen Sie beide gestreckten Arme nach hinten ab (kein Hohlkreuz, ohne Abbildung).
- Mit Beginn des Einatmens heben Sie die gestreckten Arme wieder dem Himmel entgegen.
- Mit Beginn des Ausatmens legen Sie beide gestreckten Arme neben dem Körper ab.
- Wiederholen Sie dies so oft wie möglich.

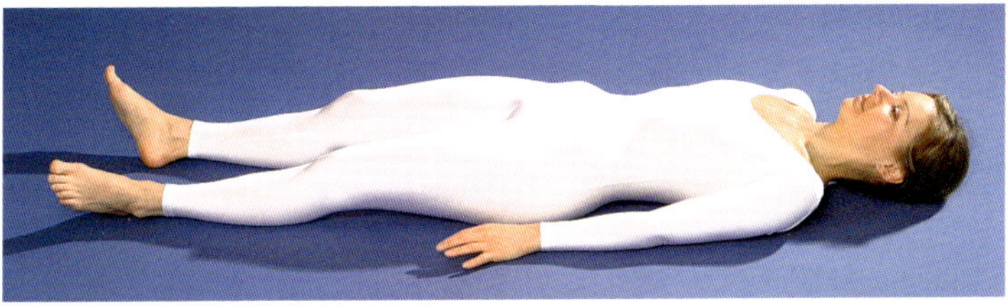

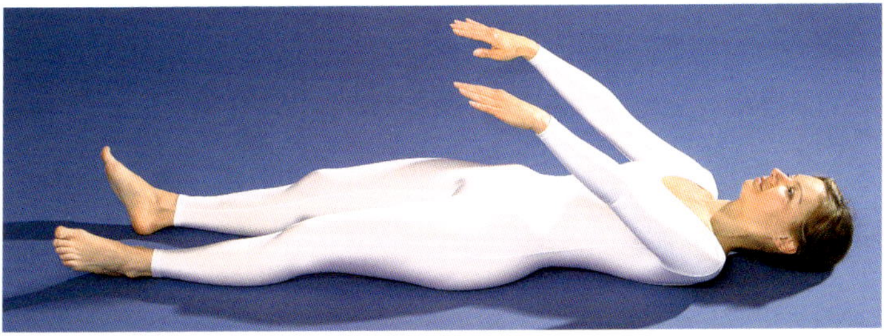

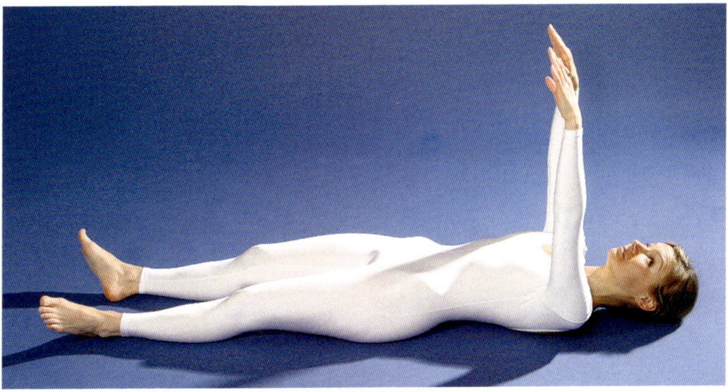

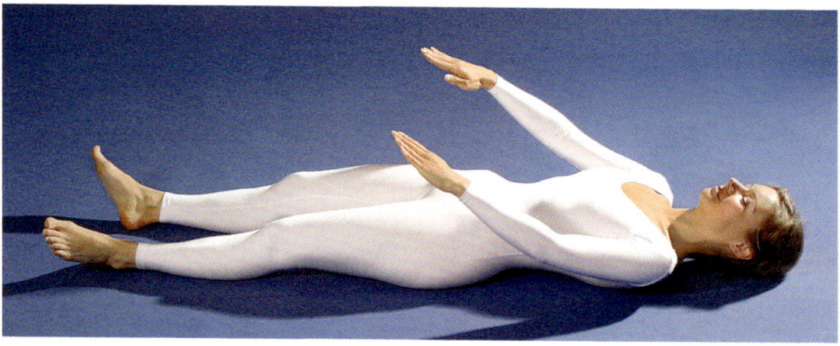

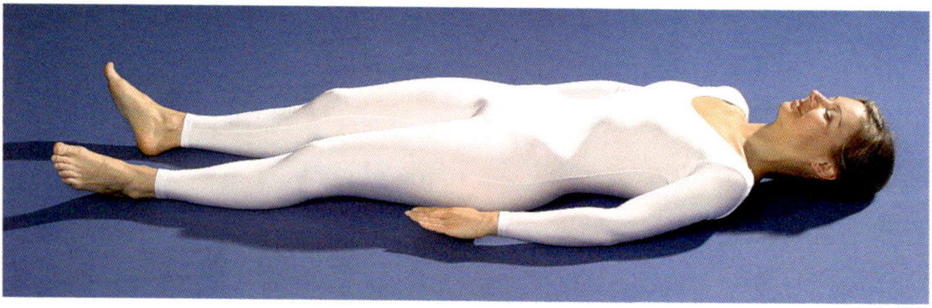

Wenn Sie dieses Synchronisieren von Atmung und Bewegung in Ihrem Alltag verwirklichen, sind Sie ohne jegliche Verspannungen. Sie sind mit Ihrem Atem verbunden bei Ihren alltäglichen Handlungen, wie z.B. beim Zähneputzen, beim Rühren mit dem Kochlöffel, beim Sitzen am Schreibtisch, beim Gehen und Treppensteigen. Der rhythmische Bewegungsablauf, angepasst an Ihren rhythmischen Atmungsablauf, erzielt eine eutone Muskulatur, d.h. einen guten Spannungszustand Ihrer Muskulatur.

Das Testprogramm

Vorbereitung

- Ziehen Sie sich lockere und bequeme Kleidung an. Mein Vorschlag: Leggin und T-Shirt oder Fleeceleggin und Fleeceshirt, je nach Jahreszeit. Der Körper sollte jedoch auch im Sommer immer ganz bedeckt sein, was eine erhöhte Wahrnehmung von Entspannung zur Folge hat. Es hilft Ihnen, Ihre Aufmerksamkeit nach innen zu richten.
- Achten Sie darauf, dass Ihre Füße immer warm sind, am besten tragen Sie beim Üben warme Wollsocken.
- Nehmen Sie sich eine Decke, die Ihnen in Qualität und Farbe entspricht und auf die Sie sich gerne auf den Boden legen.
- Legen Sie bei Bedarf auch Ihre Lieblingsmusik auf. Wenn Sie immer wieder dasselbe Musikstück spielen, hat man herausgefunden, dass Sie sehr viel schneller in einen tiefen Entspannungszustand gelangen können.
- Legen Sie sich auch eine Decke bereit, da Sie nach diesen Dehnübungen im Entspannungszustand manchmal leicht frieren können.

- Schalten Sie Ihr Telefon und Handy ab. Es wäre gut, wenn Sie sich in Ihrer halben Übungsstunde ganz und gar in Ruhe und Geborgenheit wiegen können.

- Am besten wäre es natürlich, wenn Sie täglich alle Übungen machen.
- Wenn Sie wenig Zeit haben, üben Sie diejenige, die Ihnen am meisten Schwierigkeiten bereitet, am besten intensiv und so lange wie möglich. Da, wo die größte Herausforderung ist, erhalten Sie die größte Belohnung.
- Nehmen Sie sich immer genügend Zeit, sich die Dehnübungen vor der Ausführung vorzustellen.
- Probieren Sie es aus, fangen Sie am besten heute gleich noch an! ☺

1. Test – Beweglichkeit der Zehen und Fußgelenke

Entspannen Sie zwischen den Augenbrauen, senken Sie sanft die Lider, die Mundwinkel zeigen leicht nach oben, das Gesicht trägt ein leichtes Lächeln. Alle Poren lächeln. All Ihre Gelenke lächeln.
Atmen Sie sanft und ruhig durch die Nase ein und aus.
Stellen Sie sich so klar wie möglich die Übung vor.

Stellen Sie sich auf das vordere Drittel Ihrer Decke.
Die Füße sind parallel und hüftbreit auseinander.
Beugen Sie drei Mal Ihre Knie und knien sich dann auf Ihre Decke.
Stellen Sie Ihre Füße auf, alle Zehen sind eingebeugt, auch die kleinen Zehen.
Setzen Sie sich nun auf Ihre Fersen (Fersensitz).
Sollten Sie Knieprobleme haben, legen Sie sich ein Kissen bzw. eine Decke in Ihre Kniekehlen und verlagern vorsichtig und langsam immer mehr Gewicht in Richtung Ihrer Fersen.
Bei Ablagerungen in den Füßen können anfänglich in den Zehen Schmerzen auftreten. Machen Sie die Übung nur so lange, wie Sie Ihren Atem nicht anhalten müssen.
Vergessen Sie das Lächeln nicht, halten Sie Ihren Rücken aufrecht (kein Hohlkreuz). Dehnen Sie Ihren Nacken und ziehen Sie Ihr Kinn leicht nach unten.

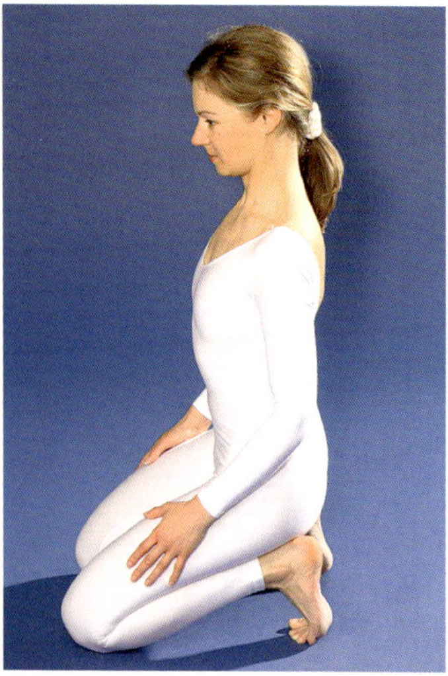

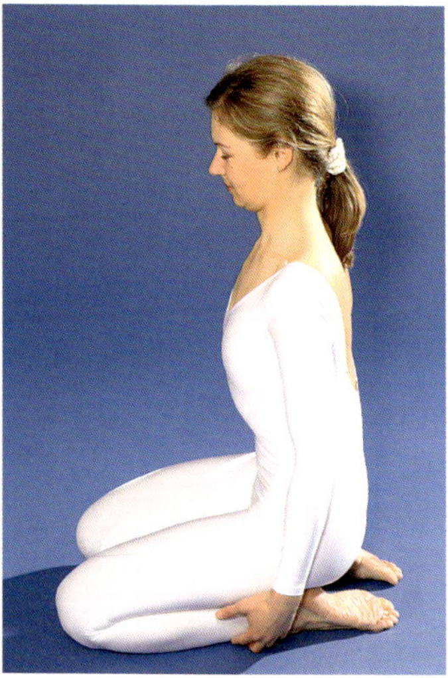

Atmen Sie sanft und ruhig durch die Nase ein und aus. Versuchen Sie, so lange wie möglich in dieser Position zu verharren, und geben Sie im Ausatmen immer mehr nach. Achten Sie auf Ihren Atemrhythmus und halten Sie niemals Ihren Atem an.

Wiederholen Sie dieselbe Übung mit gestrecktem Fußgelenk.

Die Füße stehen für unser Verstehen – unserer Selbst, des Lebens und der anderen.

2. Test – Beweglichkeit der Knie- und Hüftgelenke

Entspannen Sie zwischen den Augenbrauen, senken Sie sanft die Lider, die Mundwinkel zeigen leicht nach oben, das Gesicht trägt ein leichtes Lächeln. Alle Poren lächeln. All Ihre Gelenke lächeln.

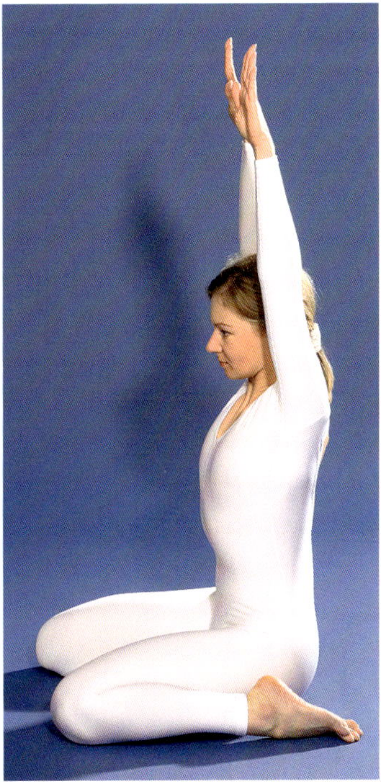

Atmen Sie sanft und ruhig durch die Nase ein und aus.
Stellen Sie sich so klar wie möglich die Übung vor.

Sie knien auf Ihrer Decke. Die Knie sind gespreizt (weiter als hüftbreit).
Führen Sie die Arme langsam nach oben, hinter Ihre Ohren (Handflächen zeigen nach vorn), und versuchen Sie, sich drei Mal nach unten zwischen Ihre Beine zu setzen.
Bei Schwierigkeiten legen Sie sich ein Kissen oder eine Decke in die Kniekehlen.
Wer gelenkig veranlagt ist und schon gut am Boden sitzt,

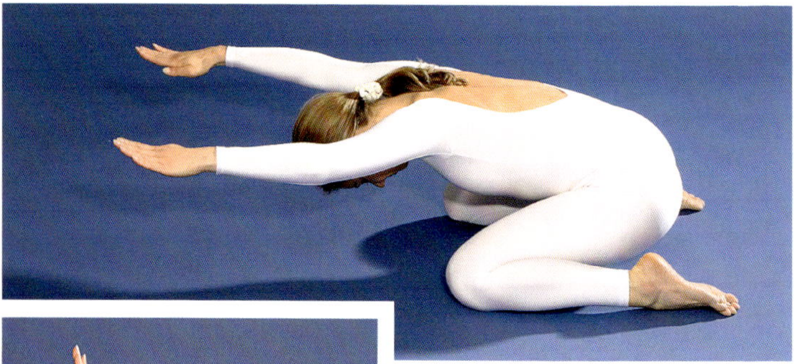

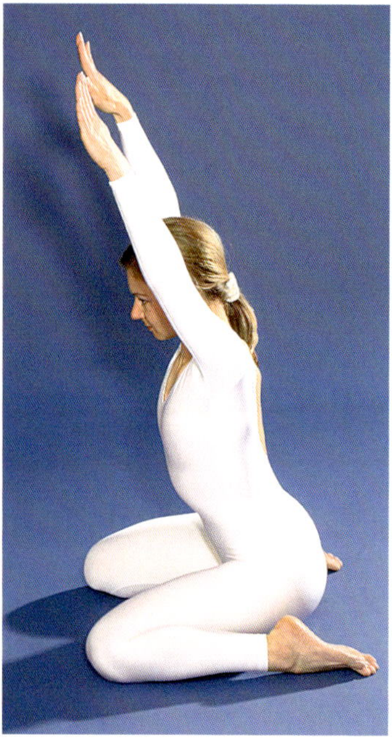

macht nun eine Rumpfbeuge nach vorn mit gestreckten Armen, bis der Bauch den Boden berührt. Richten Sie sich danach langsam wieder auf, mit gestreckten Armen nach oben. Senken Sie langsam Ihre Arme wieder ab.

Embryo-Stellung zur Entspannung

Nehmen Sie Ihre Knie hüftbreit zusammen. Beugen Sie Ihren Oberkörper zu den Knien. Entspannen Sie Ihren Nacken, entspannen Sie Ihre Schultern, Ihre Oberarme zeigen zu den Füßen, die Ellbogen sind gebeugt. Spüren Sie nach.

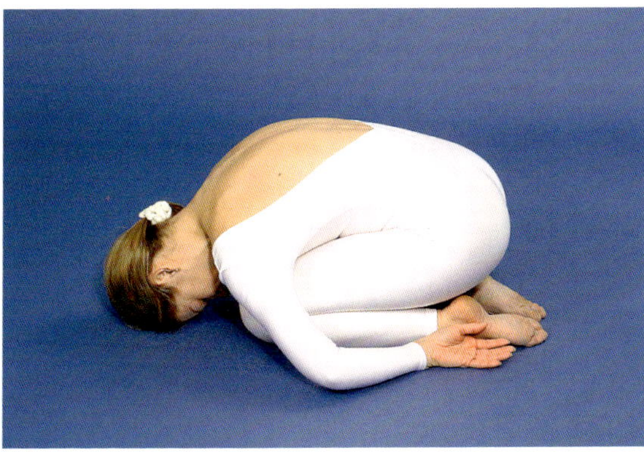

Meiner Erfahrung nach ist der 2. Test bei vielen anfänglich unmöglich, sodass ich Ihnen eine hinführende Dehnübung vorstelle.
Setzen Sie sich aufrecht mit gegrätschten Beinen auf Ihre Decke.
Winkeln Sie den rechten Unterschenkel ab in Richtung zum linken Knie.
Winkeln Sie den linken Unterschenkel ab nach hinten, mit gestrecktem Fußgelenk.

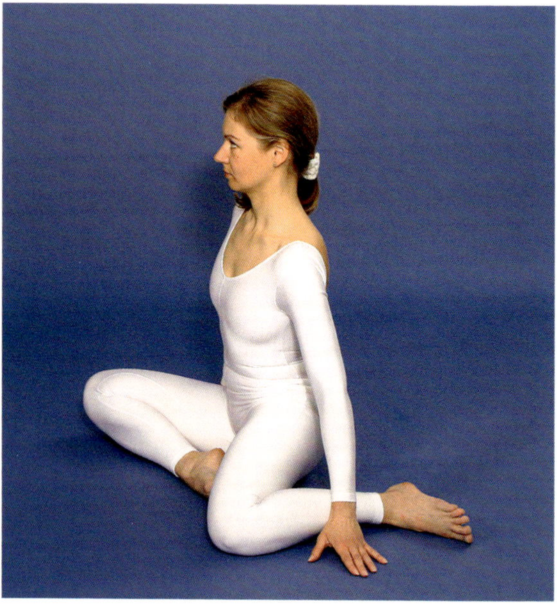

Sitzen Sie aufrecht, heiter und gelöst.
Spüren Sie in Ihre beiden Sitzhöcker hinein.
Versuchen Sie, den linken Sitzhöcker sinken zu lassen.
Atmen Sie in dieser Position mindestens drei bis sechs Mal.
Stützen Sie dann Ihre Hände neben beiden Hüften auf.

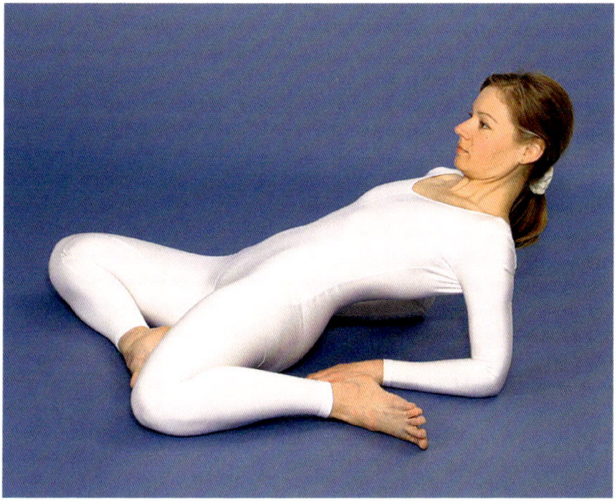

Wandern Sie mit beiden gestreckten Armen und abgewinkelten Händen so weit es geht nach hinten. Beugen Sie dabei Ihren Oberkörper auch nach hinten. Atmen Sie bewusst in Ihre Leisten. Versuchen Sie, sich auf Ihre Ellbogen zu legen.

Nehmen Sie dann Ihre gestreckten Arme nach hinten und legen den gesamten Rücken auf den Boden auf (möglichst kein Hohlkreuz, unterer Brustkorbrand und oberer Beckenrand ziehen zum Boden).

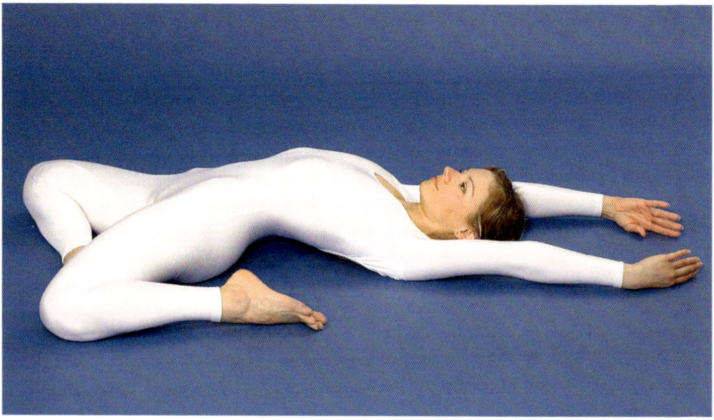

Verlieren Sie nicht den Mut, wenn Sie bei dieser Übung anfänglich nur Ihre Oberschenkel mit Hilfe von Kissen oder Decke dehnen können. Wichtig ist, wie schon gesagt, die Grenze erkennen, an ihr arbeiten und verändern. Und bei intensivem Üben werden Sie sich verbessern.
Versuchen Sie, so lange wie möglich in der Position zu verharren, und geben Sie im Ausatmen immer mehr nach. Achten Sie auf Ihren Atemrhythmus und halten Sie niemals Ihren Atem an.

Embryo-Stellung zur Entspannung

Nehmen Sie Ihre Knie hüftbreit zusammen. Beugen Sie Ihren Oberkörper zu den Knien. Entspannen Sie Ihren Nacken, entspannen Sie Ihre Schultern, Ihre Oberarme zeigen zu den Füßen, die Ellbogen sind gebeugt. Spüren Sie nach.

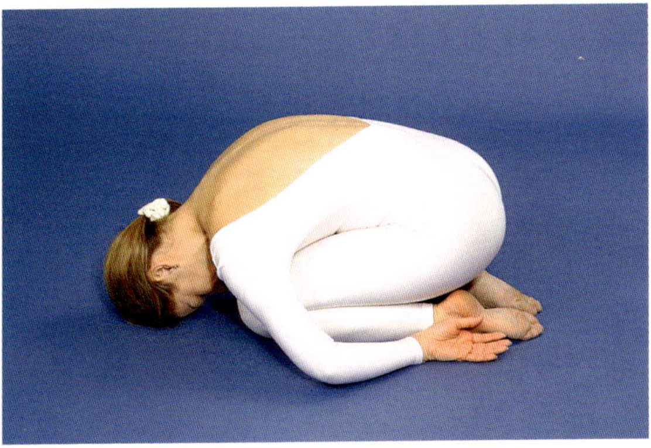

Wiederholen Sie den 2. Test auf der anderen Seite.

Kniebeschwerden stehen für Stolz und stures Ego, Unbeugsamkeit, Angst, mangelnde Flexibilität und Unnachgiebigkeit.

3. Test – Beweglichkeit der Fuß-, Knie- und Hüftgelenke

Entspannen Sie zwischen den Augenbrauen, senken Sie sanft die Lider, die Mundwinkel zeigen leicht nach oben, das Gesicht trägt ein leichtes Lächeln. Alle Poren lächeln. All Ihre Gelenke lächeln. Atmen Sie sanft und ruhig durch die Nase ein und aus.
Stellen Sie sich so klar wie möglich die Übung vor.

Setzen Sie sich auf Ihre Decke.
Grätschen Sie die Beine.

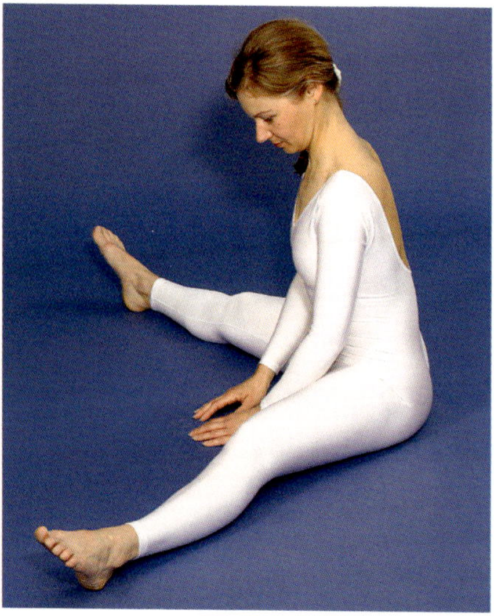

Legen Sie dann beide Fußsohlen aneinander und umfassen Sie mit beiden Händen Ihre Füße. Ihr Rücken bleibt dabei gestreckt, Ihr Nacken langgezogen.
Die Knie wippen auf und ab. Betonen Sie das Wippen in Richtung Boden.

Dann setzen Sie sich in den Schneidersitz oder legen Sie beide Füße in Ihre Leiste (Lotossitz).

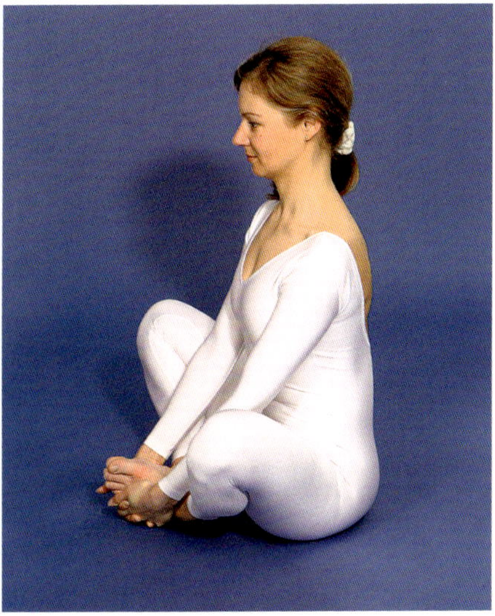

Beugen Sie sich nun im Hüftgelenk nach vorn mit gestrecktem Oberkörper und gestreckten Armen.
Halten Sie an Ihrer Grenze und vergessen Sie dabei das Atmen und lächeln nicht.
Versuchen Sie, so lange wie möglich in dieser Position zu verharren, und geben Sie im Ausatmen immer mehr nach. Achten Sie auf Ihren Atemrhythmus und halten Sie niemals Ihren Atem an.
Lassen Sie Ihre Arme sinken, richten Sie sich langsam aus Ihrer Mitte wieder auf, lösen Sie die Beine und rollen Sie langsam auf dem Boden auf den Rücken.

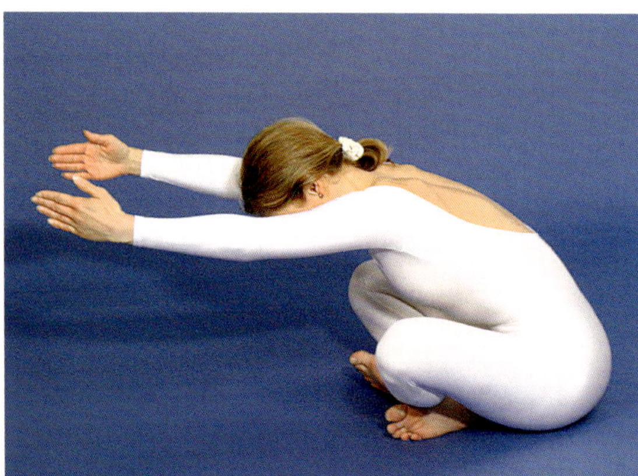

Rückenlage zur Entspannung

Liegen Sie entspannt und ruhig auf Ihrem Rücken. Spüren Sie Ihre gesamte Auflagefläche vom Kopf bis zu den Fersen. Achten Sie auf Ihre Lendenwirbelsäule (kein Hohlkreuz). Bei Rückenbeschwerden können Sie die Füße aufstellen, die Beine sind abgewinkelt und hüftbreit auseinander. Spüren Sie nach.

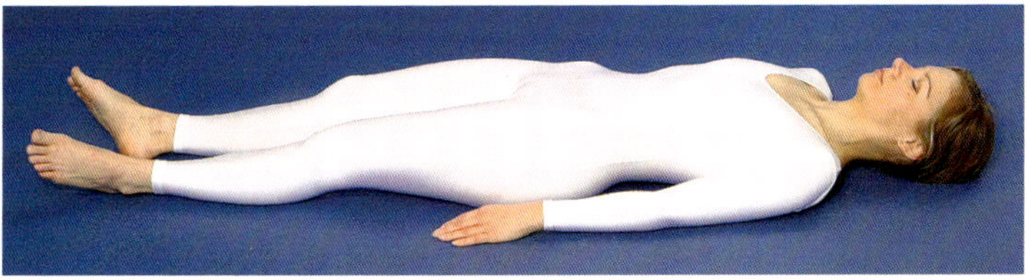

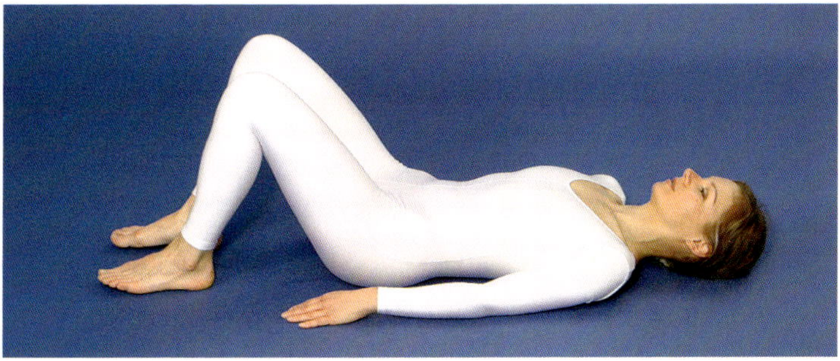

Die Hüfte trägt den Körper in vollkommenem Gleichgewicht, wichtigster Aspekt beim Vorankommen.

4. Test – Beweglichkeit der Oberschenkelmuskulatur

Entspannen Sie zwischen den Augenbrauen, senken Sie sanft die Lider, die Mundwinkel zeigen leicht nach oben, das Gesicht trägt ein leichtes Lächeln. Alle Poren lächeln. All Ihre Gelenke lächeln. Atmen Sie sanft und ruhig durch die Nase ein und aus. Stellen Sie sich so klar wie möglich die Übung vor.

Setzen Sie sich auf Ihre Decke und grätschen Sie die Beine.

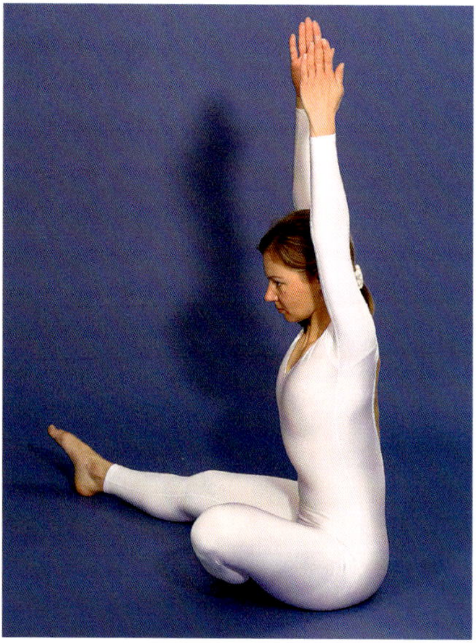

Winkeln Sie den linken Unterschenkel ab in Richtung zum rechten Knie.
Sitzen Sie aufrecht, heiter und gelöst.
Spüren Sie in Ihre beiden Sitzhöcker hinein.
Führen Sie beide Arme gestreckt über die Seite zum Kopf hinter Ihre Ohren. Die Handflächen zeigen zueinander, die Fingerspitzen zur Decke.
Vollziehen Sie mit dem Oberkörper eine Vierteldrehung zu Ihrem gestreckten rechten Bein.

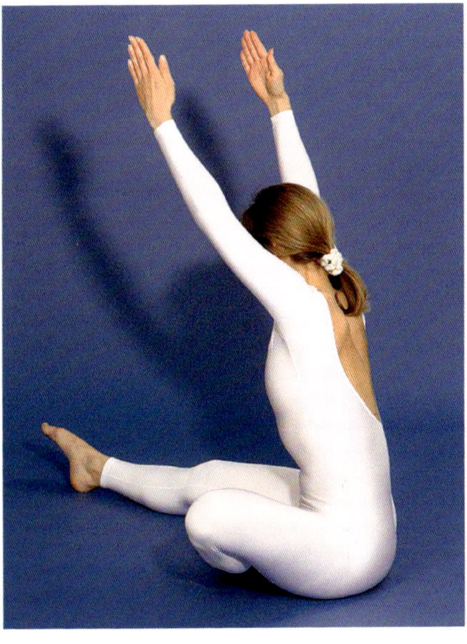

Senken Sie den Oberkörper über Ihr rechtes gestrecktes Bein. Ihr Kinn bleibt anfänglich für drei bis fünf Atemzüge nach oben gestreckt. Danach sinken die Arme ans Bein und das Kinn an die Brust. Versuchen Sie, in dieser Stellung so lange wie möglich zu verharren, und geben Sie im Ausatmen immer mehr nach.

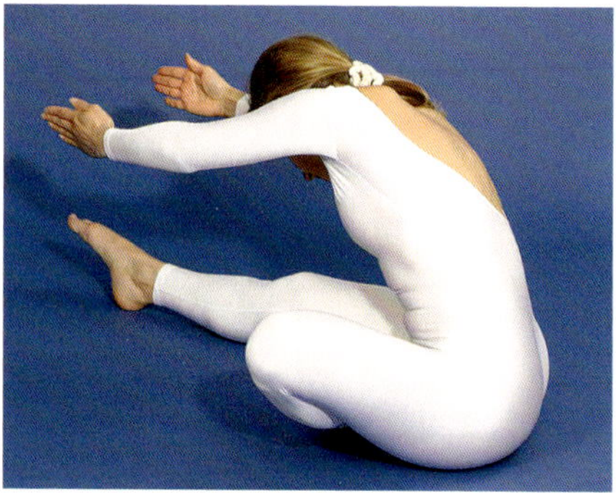

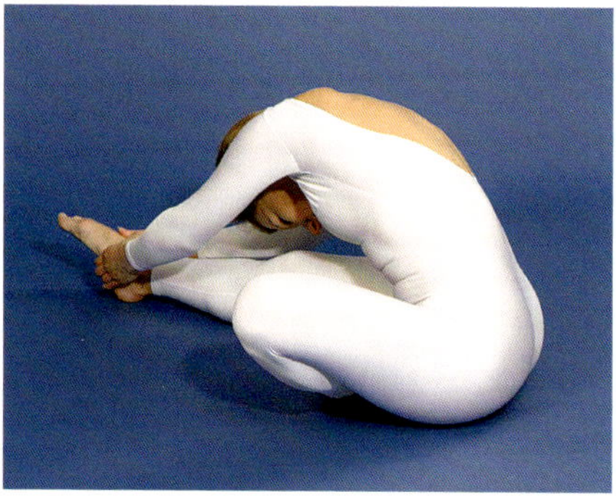

Nach der Ihnen angepassten Übungszeit nehmen Sie Ihren Oberkörper mit gestreckten Armen mit dem Einatmen langsam wieder nach oben.
Nehmen Sie dann beide Arme wieder nach unten.
Strecken Sie Ihr linkes Bein.
Führen Sie beide Beine zusammen.
Rollen Sie langsam Ihren gesamten Rücken Wirbel für Wirbel auf den Boden zurück und entspannen Sie anfänglich mindestens genauso lange, wie Sie diese Übung durchgeführt haben.

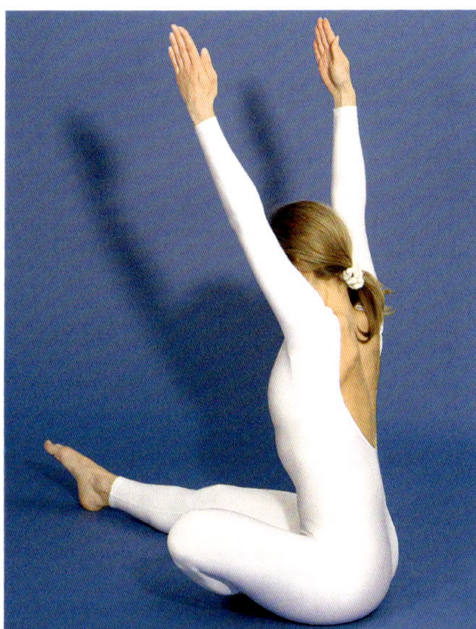

Rückenlage zur Entspannung

Liegen Sie entspannt und ruhig auf Ihrem Rücken. Spüren Sie Ihre gesamte Auflagefläche vom Kopf bis zu den Fersen. Achten Sie auf Ihre Lendenwirbelsäule (kein Hohlkreuz). Bei Rückenbeschwerden können Sie die Füße aufstellen, die Beine sind abgewinkelt und hüftbreit auseinander. Spüren Sie nach.

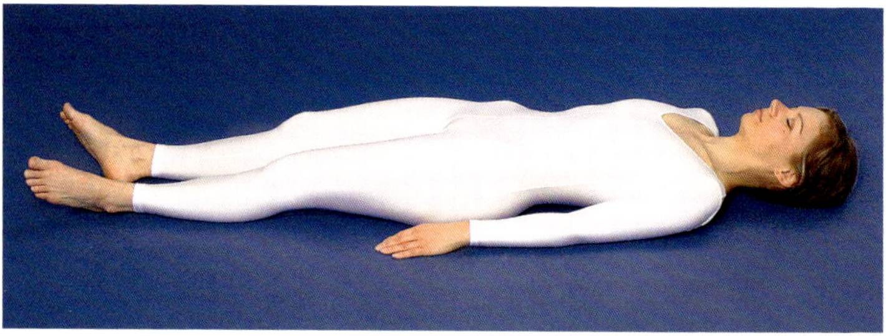

Wiederholen Sie den 4. Test auf der anderen Seite.

Beine tragen uns im Leben voran. Schmerzen in den Beinen bedeuten: Angst vor der Zukunft, will nicht weitergehen.

5. Test – Beweglichkeit von Nacken bis Ferse

Entspannen Sie zwischen den Augenbrauen, senken Sie sanft die Lider, die Mundwinkel zeigen leicht nach oben, das Gesicht trägt ein leichtes Lächeln. Alle Poren lächeln. All Ihre Gelenke lächeln. Atmen Sie sanft und ruhig durch die Nase ein und aus.
Stellen Sie sich so klar wie möglich die Übung vor.

Setzen Sie sich auf Ihre Decke.
Stellen Sie Ihre Füße auf und senken Ihren Kopf, bis er möglichst Ihre Knie berührt. Die Arme umfassen möglichst Ihre Knöchel.

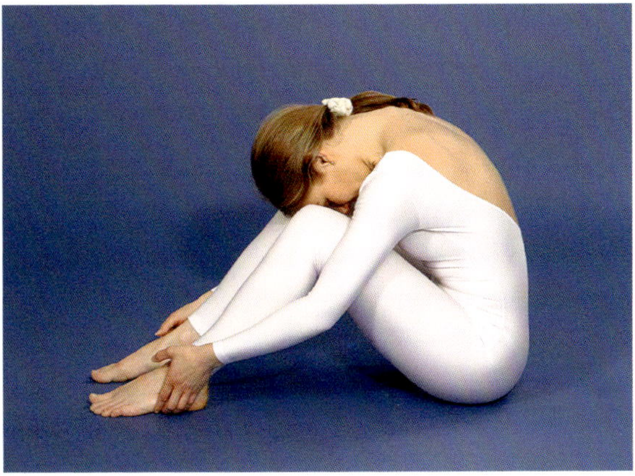

Strecken Sie dann langsam Ihre Beine, bis die Kniekehlen den Boden berühren. Versuchen Sie, während der Streckung der Beine den Kopf auf den Knien zu lassen.
Versuchen Sie, so lange wie möglich in dieser Position zu verharren, und geben Sie im Ausatmen immer mehr nach. Achten Sie auf Ihren Atemrhythmus und halten Sie niemals Ihren Atem an.
Strecken Sie dann langsam den Oberkörper und die Arme zur Decke.
Rollen Sie langsam Ihren gesamten Rücken Wirbel für Wirbel auf den Boden zurück.

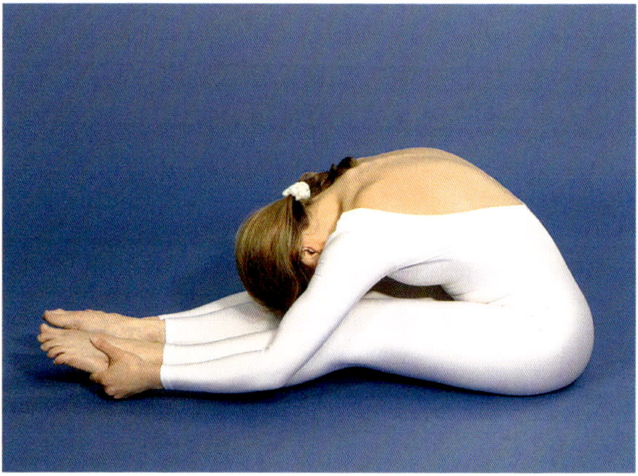

Rückenlage zur Entspannung

Liegen Sie entspannt und ruhig auf Ihrem Rücken. Spüren Sie Ihre gesamte Auflagefläche vom Kopf bis zu den Fersen. Achten Sie auf Ihre Lendenwirbelsäule (kein Hohlkreuz). Bei Rückenbeschwerden können Sie die Füße aufstellen, die Beine sind abgewinkelt und hüftbreit auseinander. Spüren Sie nach. Entspannen Sie anfänglich mindestens genauso lange, wie Sie diese Übung durchgeführt haben.

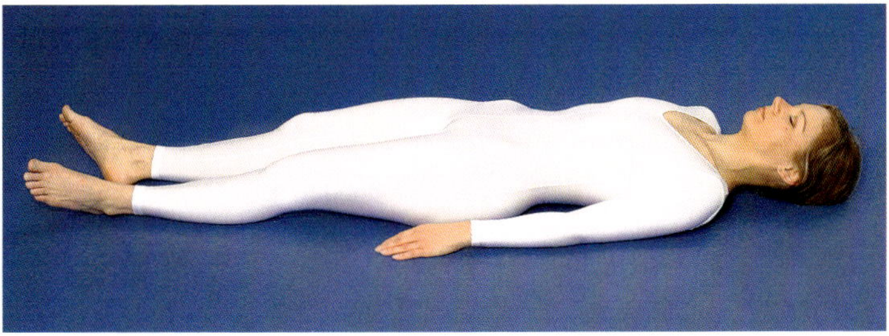

Die Halswirbelsäule, der Nacken stehen für die positive Ich-Kraft. Bei Beschwerden: Weigerung, andere Seiten einer Angelegenheit zu betrachten, Sturheit, Unbeweglichkeit, Hartnäckigkeit.

6. Test – Beweglichkeit der Rückenmuskulatur

Entspannen Sie zwischen den Augenbrauen, senken Sie sanft die Lider, die Mundwinkel zeigen leicht nach oben, das Gesicht trägt ein leichtes Lächeln. Alle Poren lächeln. All Ihre Gelenke lächeln.
Atmen Sie sanft und ruhig durch die Nase ein und aus.
Stellen Sie sich so klar wie möglich die Übung vor.

Setzen Sie sich auf Ihre Decke.
Ziehen Sie beide Knie an Ihre Brust. Jede Hand umfasst ein Knie.
Schließen Sie Ihre Augen.
Suchen Sie Ihre innere Mitte.
Lehnen Sie sich mit gestrecktem Rumpf zurück. Die Füße heben vom Boden ab und Sie balancieren auf Ihren beiden Sitzhöckern.

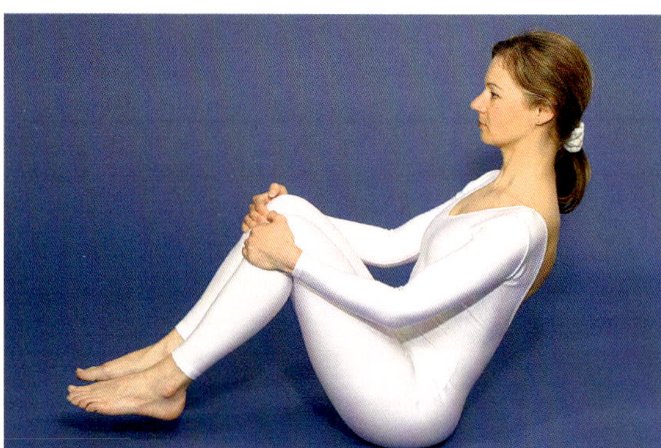

Rollen Sie langsam *nur* die Lendenwirbelsäule ab (Ihr Becken) und kommen mit dem Einatmen wieder hoch.
Sie können sich beim Abrollen mit Ihren Händen, Unterarmen und Ellbogen abstützen.
Bewegen Sie während des Hochkommens den rechten und linken Oberschenkel vor und zurück.
Wiederholen Sie dies mindestens drei Mal.

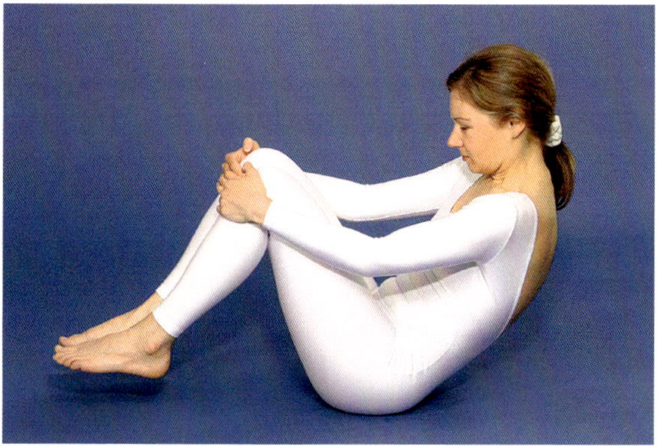

Rollen Sie langsam die Lendenwirbelsäule und Brustwirbelsäule ab und kommen mit dem Einatmen wieder hoch.
Sie können sich beim Abrollen mit Ihren Händen, Unterarmen und Ellbogen abstützen.
Bewegen Sie während des Hochkommens den rechten und linken Oberschenkel vor und zurück.

Wiederholen Sie dies mindestens drei Mal.

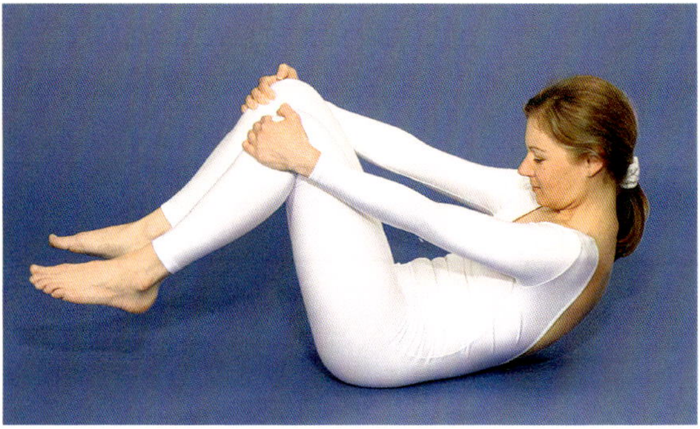

Rollen Sie langsam die Lendenwirbelsäule, Brustwirbelsäule bis zur Halswirbelsäule ab und kommen mit dem Einatmen wieder hoch.

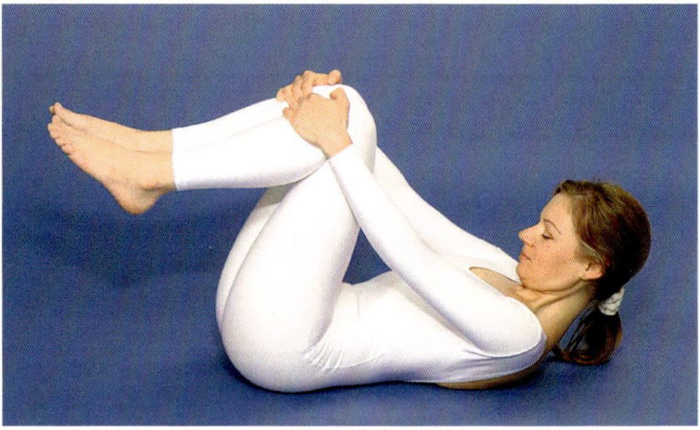

Sie können sich beim Abrollen mit Ihren Händen, Unterarmen und Ellbogen abstützen.
Bewegen Sie während des Hochkommens den rechten und linken Oberschenkel vor und zurück.
Wiederholen Sie dies mindestens drei Mal.

Legen Sie Ihre Knie neben die Ohren.
Sie können sich beim Abrollen mit Ihren Händen, Unterarmen und Ellbogen abstützen.
Versuchen Sie nun, in dieser Stellung so lange wie möglich zu verharren, und geben Sie im Ausatmen immer mehr nach. Achten Sie auf Ihren Atemrhythmus und halten Sie niemals Ih-

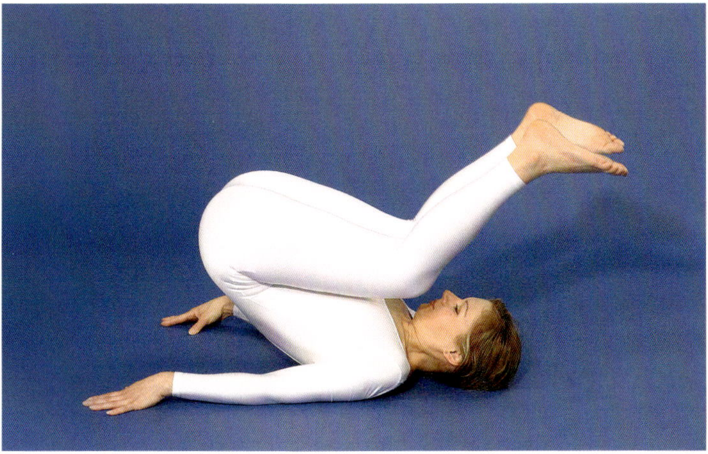

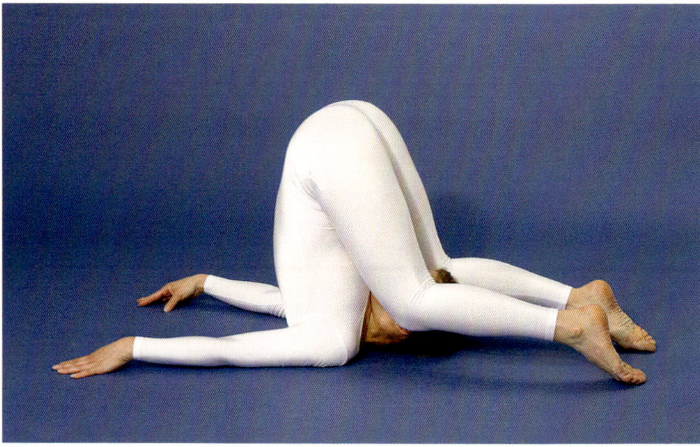

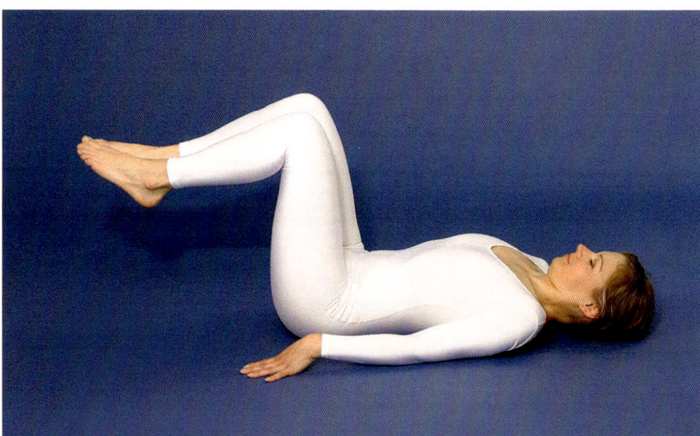

ren Atem an. Atmen Sie tief und regelmäßig in Ihren Beckenboden.
Rollen Sie nun langsam Wirbel für Wirbel wieder auf den Boden zurück.
Achten Sie darauf, dass Sie die Schultern dabei möglichst nicht vom Boden abheben und entspannen Sie mit abgewinkelten Beinen. Die Füße sind parallel und hüftbreit auseinander und befinden sich möglichst nah an Ihrem Gesäß.

Rückenlage zur Entspannung

Liegen Sie entspannt und ruhig auf Ihrem Rücken. Spüren Sie Ihre gesamte Auflagefläche vom Kopf bis zu den Fersen. Achten Sie auf Ihre Lendenwirbelsäule (kein Hohlkreuz). Bei Rückenbeschwerden können Sie die Füße aufstellen, die Beine sind abgewinkelt und hüftbreit auseinander. Spüren Sie nach. Entspannen Sie anfänglich mindestens genauso lange, wie Sie diese Übung durchgeführt haben.

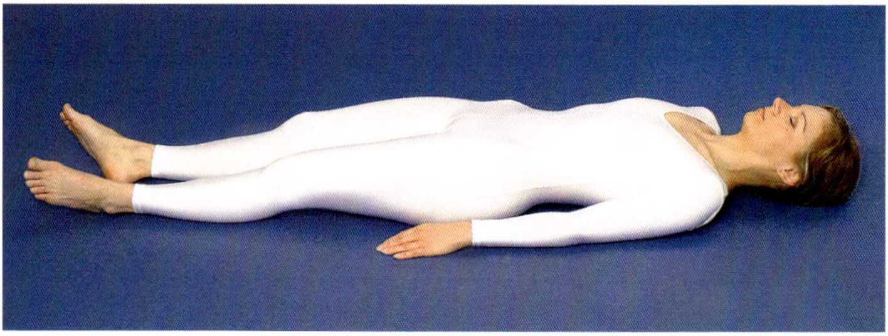

Die Wirbelsäule zeigt, wie wir in der Welt stehen und die Welt durch uns wirkt.

7. Test – Beweglichkeit der Wirbelsäule, Schultern, Arme

Entspannen Sie zwischen den Augenbrauen, senken Sie sanft die Lider, die Mundwinkel zeigen leicht nach oben, das Gesicht trägt ein leichtes Lächeln. Alle Poren lächeln. All Ihre Gelenke lächeln. Atmen Sie sanft durch die Nase ein und aus.
Stellen Sie sich so klar wie möglich die Übung vor.

Legen Sie sich auf Ihrer Decke auf Ihre linke Seite.
Ziehen Sie Ihr rechtes Bein abgewinkelt 90 Grad zum Rumpf nach oben. Der rechte Fuß ruht in der linken Kniekehle. Ihr linker Arm und Ihre linke Hand halten das rechte Knie am Boden. Ihr rechter Arm liegt 90 Grad zu Ihrem Rumpf gestreckt vor Ihnen auf dem Boden.

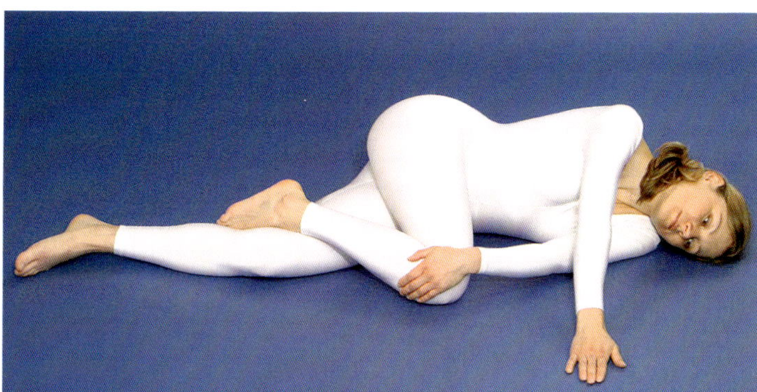

Ziehen Sie mit dem Einatmen Ihren rechten Arm aus der Schulter so weit wie möglich gestreckt nach vorn. Beim Ausatmen nehmen Sie ihn nicht mehr ganz zurück.
Wiederholen Sie dies mindestens drei Mal.

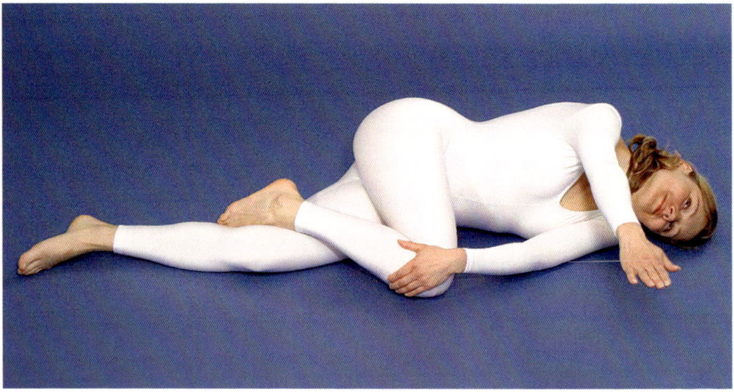

Beim dritten Mal versuchen Sie, noch weiter nach außen zu dehnen.
Nehmen Sie dann Ihren gestreckten Arm langsam nach oben, die Handgelenke sind nicht abgewinkelt, die gestreckten Finger zeigen nach oben, und führen Sie Ihren gestreckten Oberarm langsam nach schräg hinten.

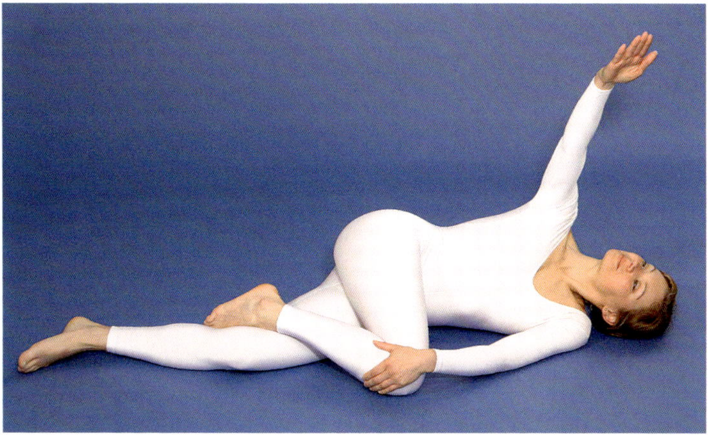

Der Kopf bleibt am Boden liegen und rollt nach rechts. Die geöffneten Augen folgen der Hand, d.h., der Kopf wird ganz nach rechts gedreht.

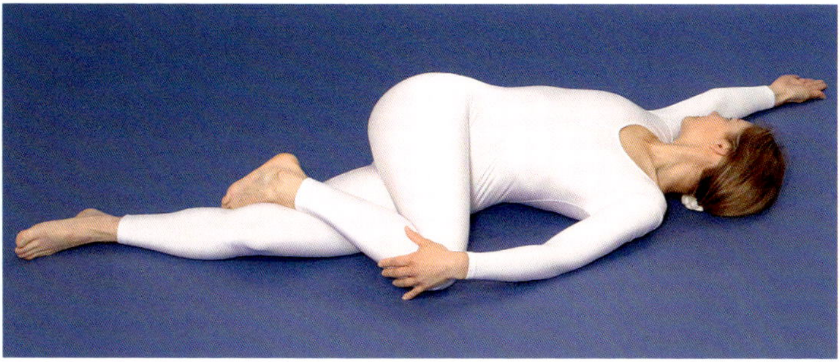

Atmen Sie langsam und ruhig.
Versuchen Sie nun, in dieser Stellung so lange wie möglich zu verharren, und geben Sie im Ausatmen immer mehr nach. Achten Sie auf Ihren Atemrhythmus und halten Sie niemals Ihren Atem an.
Nach der Ihnen angemessenen Übungszeit versuchen Sie noch einmal, sich über sich hinauszudehnen, nehmen Sie langsam Ihren gestreckten Arm über oben zurück und legen sich auf die linke Seite.

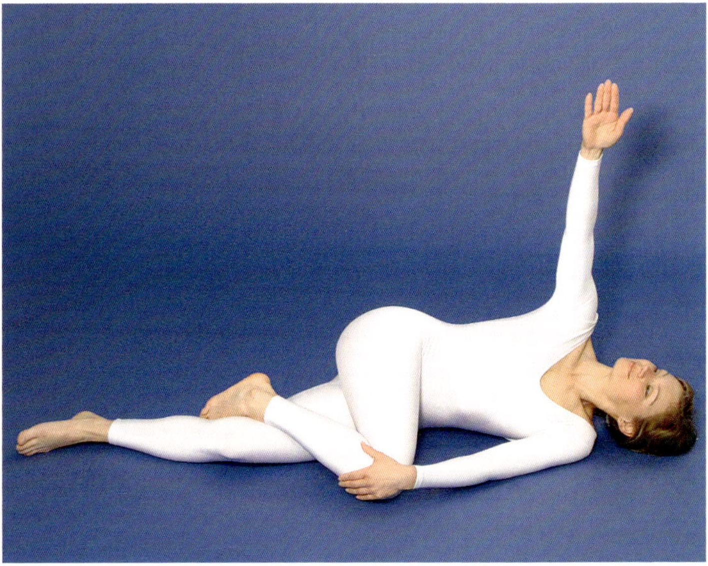

Winkeln Sie die Unterarme ab und legen Sie sie übereinander. Winkeln Sie auch beide Unterschenkel ab und legen sie übereinander. Ziehen Sie beide Oberschenkel im 90-Grad-Winkel auf der linken Seite hoch und entspannen auf der linken Seite.

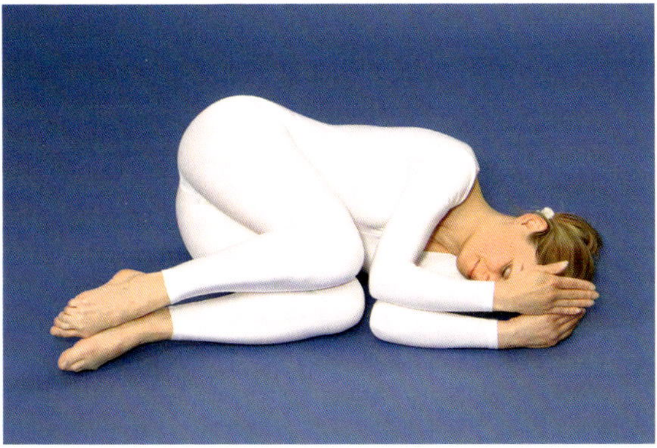

Wiederholen Sie diese Übung auf der anderen Seite. Rollen Sie als kleines rechtwinkliges Paket auf die andere Seite.

Schultern stehen für unsere Fähigkeit, unsere Erfahrungen im Leben freudig zu tragen.
Arme stehen für die Fähigkeit und das Vermögen, die Erfahrungen des Lebens festzuhalten.

Tipps für den Alltag

Heißes Wasser trinken

In der indischen, tibetischen, chinesischen und japanischen Tradition wird das Trinken von heißem Wasser als Basis für eine gesunde Lebensweise angesehen. Heißes Wasser macht beweglich.

Heißes Wasser regt den Stoffwechsel an

Durch heißes Wasser wird der Stoffwechsel angeregt, Giftstoffe ausgeschieden und meist stellt sich ein Wohlgefühl ein. Am besten Sie trinken drei Tassen heißes Wasser vor dem Frühstück.

Nach meiner indischen Lehrerin Sree Chakravarti verdaut sich ein sieben Minuten gekochtes heißes Wasser besser als Wasser aus dem Schnellkochtopf. Es lässt sich leichter schlucken. Für Sree Chakravarti ist das Wasser die Basis Ihrer Heilerfolge. Von ihr stammt auch der Spruch: „Wer will schon seine weiße Unterwäsche mit Kräutertee waschen! Was für eine Farbe würde dabei herauskommen? Und das wollt ihr euren Organen antun."

Beginnen Sie langsam. In der ersten Woche mit einer Tasse heißem Wasser eine halbe Stunde vor Ihrem Frühstück. In der zweiten Wochen mit zwei Tassen, ab der dritten Woche mit drei Tassen heißem Wasser. Dies mag Ihnen zunächst nicht sinnvoll erscheinen, doch viele Menschen in meinen Kursen haben es ausprobiert und schon nach kurzer Zeit sogar über eine erstaunliche Verbesserung ihrer Gelenkigkeit berichtet.

Wohlfühlen

1. Mindestens drei Tassen heißes Wasser vor dem Frühstück trinken.
2. Mindestens sieben Mal täglich lächeln.
3. Neun Mal täglich tief und entspannt ausatmen.

Die goldenen Tagesregeln

Bestandteil der folgenden Gesundheitsregeln ist der Ausgleich zwischen „etwas wenig" und „etwas viel".

1. Wenig Fleisch, viel Gemüse.
2. Wenig Salz, viel Essig.
3. Wenig Zucker, viel Obst und Früchte.
4. Wenig essen, viel kauen.
5. Wenig Kleidung, viel Wasser (Körpergüsse).
6. Wenig sprechen, viel bewegen (gehen, fahren, machen).
7. Wenig Begierde, wenig Habgier, wenig wünschen und begehren, viel schenken, Almosen, Fürsorge für andere.
8. Wenig betrübt und traurig sein, wenig grübeln, viel schlafen.
9. Wenig fahren, viel zu Fuß gehen.
10. Wenig ärgern, viel lachen und lächeln.

Das Mantra von Padmasambava

Padmasambava, der im Tibetischen Guru Rinpoche genannt wird, wird als Buddha der Vergangenheit, Gegenwart und Zukunft angesehen. Der Lotosgeborene beseitigt alle Hindernisse und erfüllt alle Wünsche. Sein Mantra lautet:

OM AH HUNG
VAJRA GURU
PEMA SIDDHI HUNG

Mantras sind Klänge, die in der tibetischen Tradition vielfältig eingesetzt werden, z.B. zur Heilung durch den Klang der eigenen Stimme oder durch den Klang eines tibetischen Lehrers oder Arztes.

Mantras können Sie zu allen Tageszeiten tönen und sie können so zu Ihren ganz persönlichen Begleitern werden. Sie erfahren dadurch Schutz, Geborgenheit und haben in Wartezeiten immer Sinnvolles zu tun. Mantras können innerlich gesummt, ausgesprochen oder laut intoniert werden. Töne sind Schwingungen und Schwingungen wirken sich u.a. gesundheitsfördernd auf Ihre Organe aus.

Die Autorin

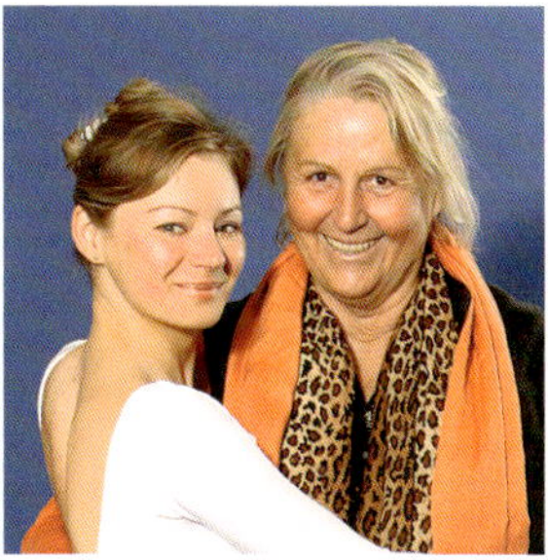

Inka Jochum unterrichtet seit über dreißig Jahren Atemtherapie, Autogenes Training, Yoga und Tai Chi. Sie war über dreißig Jahre Dozentin an der Staatlichen Gymnastiklehrerschule Kleine Nestler und gibt regelmäßig Kurse an der Volkshochschule und in anderen Kursräumen. Sie veranstaltet Energietage, Wochenendkurse und bietet Seminare an Kraftplätzen auf Kreta, in Marokko, Indien, Ladakh und Tibet an. 1984 gründete Inka Jochum die DANA e.V., die Gesellschaft zur Erhaltung tibetischer Kultur und Medizin (www.dana-ev.de).

Inka Jochum
Pschorrstraße 21
82319 Feldafing
Telefon und Fax: 00 49 - 81 57 - 99 80 99
Mobil: 01 72 - 54 56 222
www.inka-jochum.de
E-Mail: info@inka-jochum.de

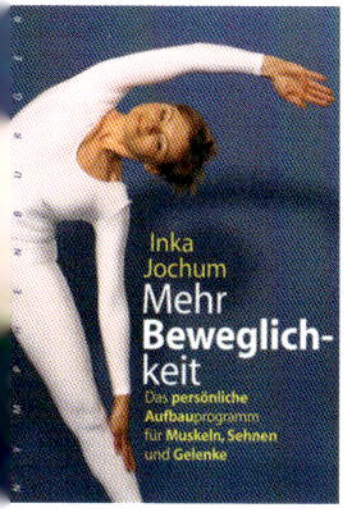

ISBN 3-485-01090-1
64 Seiten, farb. Abb.

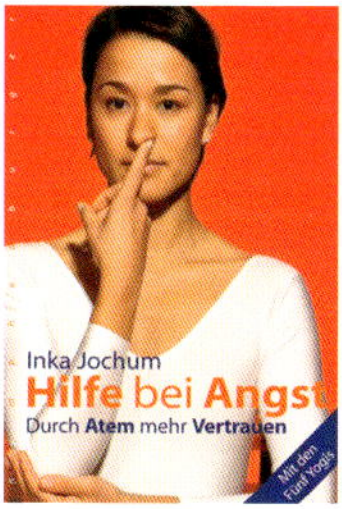

ISBN 3-485-01016-2
64 Seiten, farb. Abb.

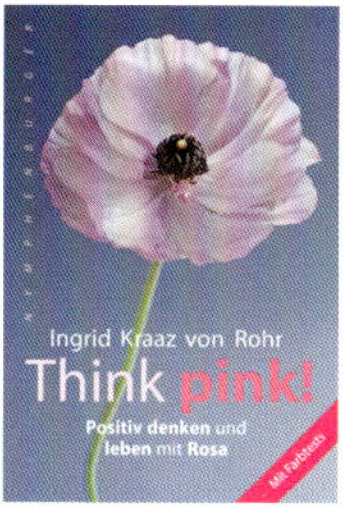

ISBN 3-485-01047-2
64 Seiten, farb. Abb.

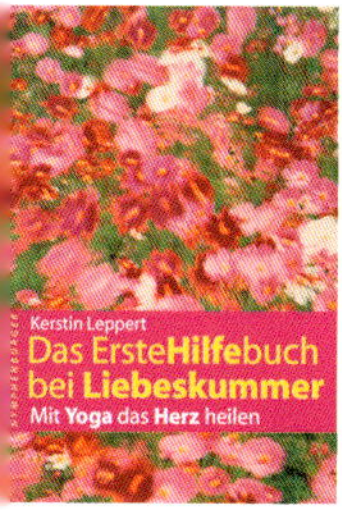

ISBN 3-485-01060-X
64 Seiten, farb. Abb.

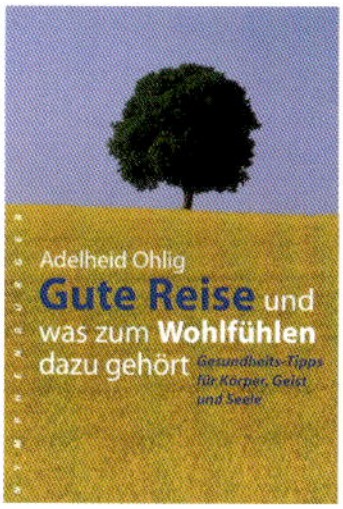

ISBN 3-485-00910-5
80 Seiten, farb. Abb.

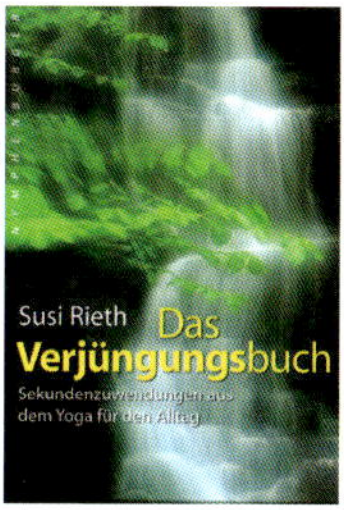

ISBN 3-485-00895-8
64 Seiten, farb. Abb

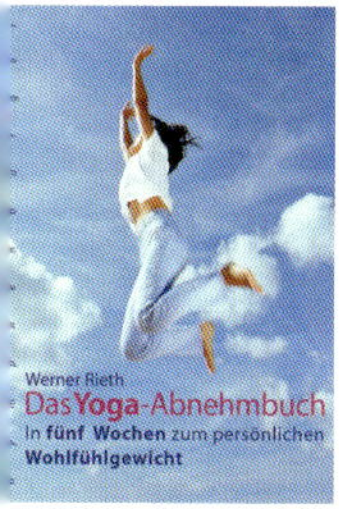

ISBN 3-485-00966-0
64 Seiten, farb. Abb.

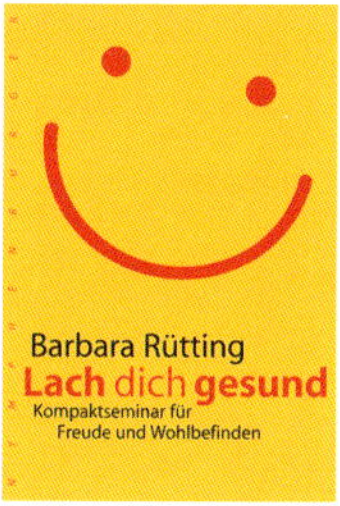

ISBN 3-485-01077-4
64 Seiten, farb. Abb.

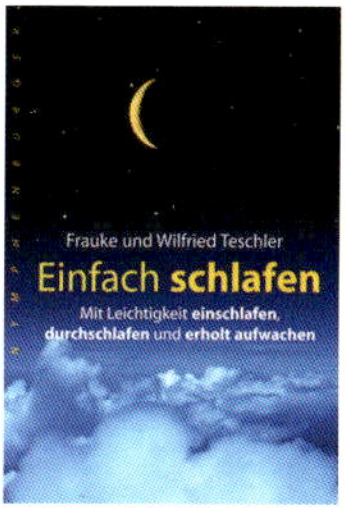

ISBN 3-485-01089-8
64 Seiten, farb. Abb.

nymphenburger

Besuchen Sie uns im Internet unter www.nymphenburger-verlag.de

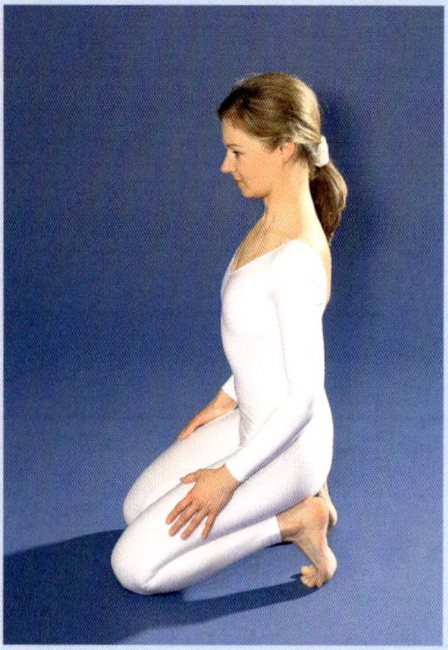

1. Test

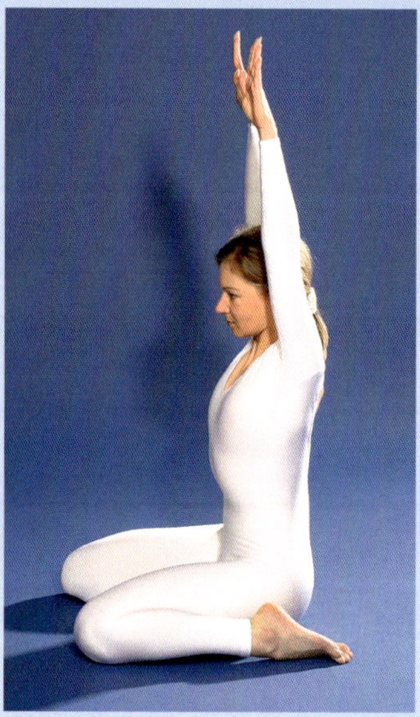

2. Test

Das Testprogram

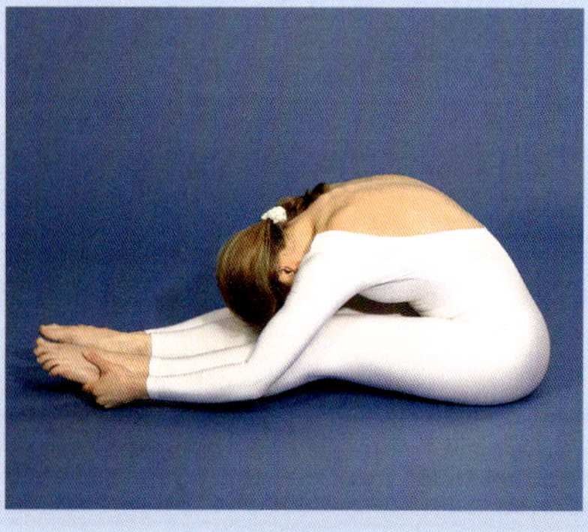

5. Test

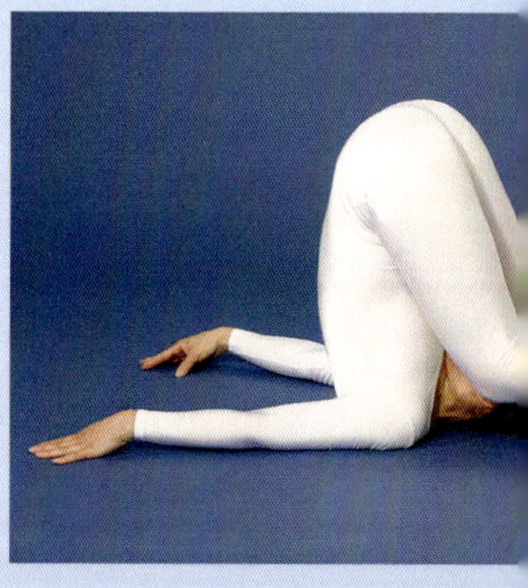

6. Test